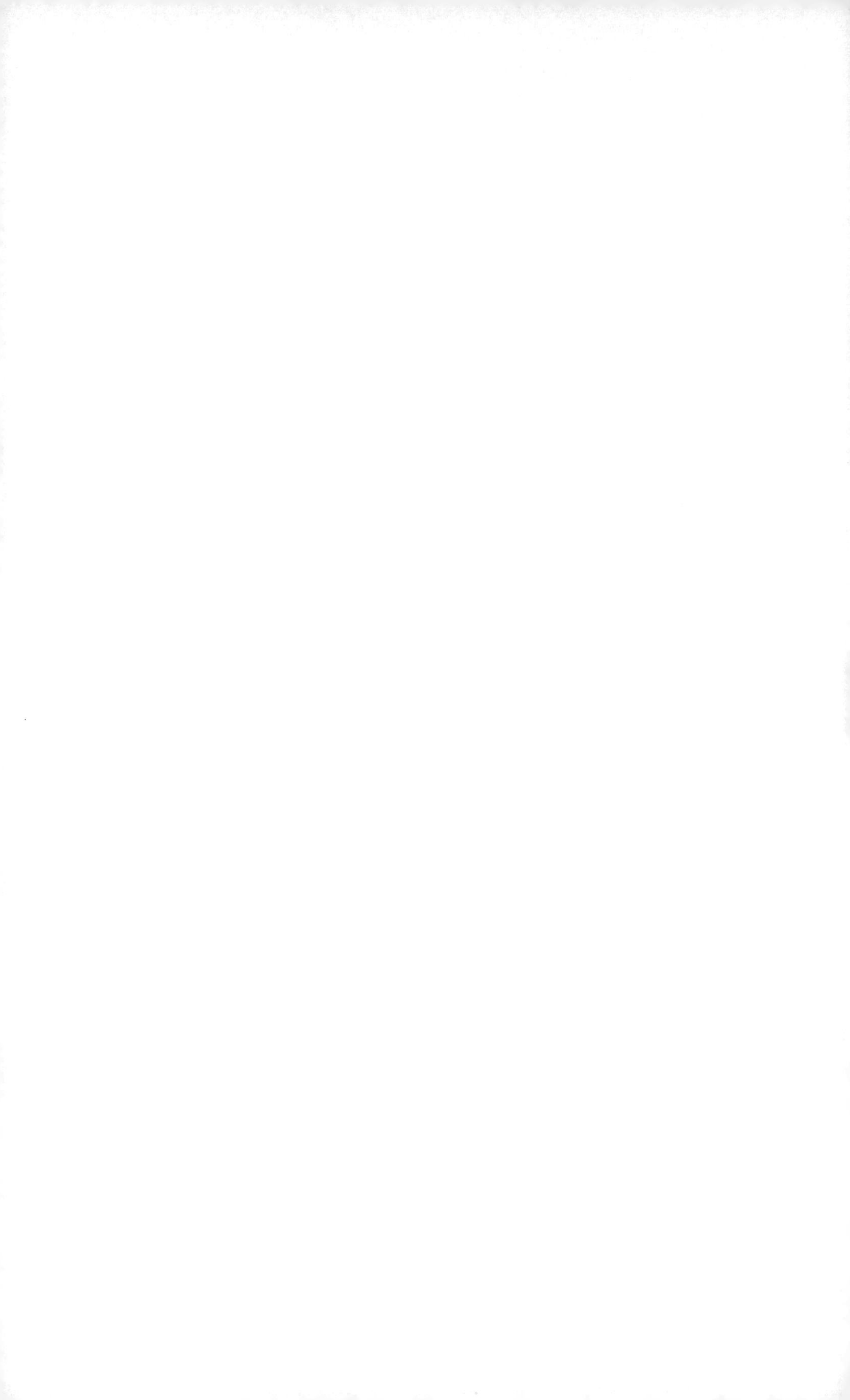

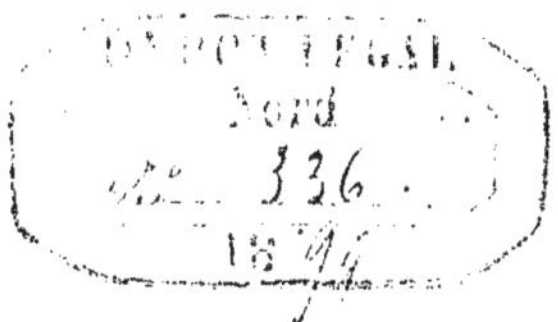

RÉPUBLIQUE FRANÇAISE.

DÉPARTEMENT DU NORD.

ASSISTANCE MÉDICALE GRATUITE

Règlement adopté par le Conseil général.
Tarif pharmaceutique.

LILLE,
IMPRIMERIE L. DANEL.

1899.

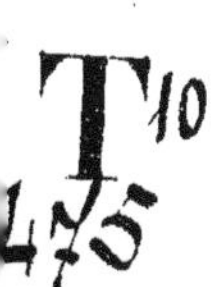

RÈGLEMENT

POUR L'APPLICATION DE LA LOI DU 15 JUILLET 1893

SUR L'ASSISTANCE MÉDICALE GRATUITE.

TITRE I.

Dispositions générales.

ARTICLE 1er.

Un service public d'assistance médicale pour les malades privés de ressources est établi dans le département du Nord, en exécution de la loi du 15 juillet 1893.

Ce service a pour but de faire donner gratuitement aux malades privés de ressources les secours de la médecine, de la pharmacie et de l'art des accouchements, dans les conditions spécifiées ci-après :

Chacune des communes du département qui n'aura pas été admise à jouir du privilège édicté à l'article 35 de la loi, formera une circonscription médicale placée sous la direction du Bureau d'assistance et sous le contrôle du Préfet.

ARTICLE 2.

Un ou plusieurs médecins seront désignés dans chaque commune par le Préfet, sur la présentation du Bureau d'assistance, pour donner des soins aux malades privés de ressources, régulièrement inscrits sur la liste d'assistance, ou dont l'admission aura été prononcée d'urgence.

Dans les communes où résident un ou plusieurs médecins, ces praticiens devront, en raison même de cette résidence, figurer de plein droit, avant tous autres, sur la liste de présentation de trois candidats, dressée par le Bureau d'assistance, et sur laquelle le Préfet doit exercer son choix.

Article 3.

Le Bureau d'assistance déterminera la rémunération à attribuer à chacun des médecins chargés du service de l'assistance médicale. Cette rémunération, qui sera fixée dans l'arrêté de nomination à prendre par le Préfet, aura son effet pendant la durée du mandat des médecins, qui est fixée à quatre années. Les fonctions de médecin de l'assistance sont renouvelables sur la proposition des Bureaux d'assistance et la décision du Préfet.

Article 4.

En cas d'accouchement, les femmes inscrites sur la liste d'assistance ou admises d'urgence peuvent faire appel à l'un des médecins ou sages-femmes ayant accepté les conditions du Bureau d'assistance.

La fixation des honoraires des médecins ou sages-femmes pour tout accouchement est faite par délibération du Bureau d'assistance qui devient exécutoire après l'approbation du Préfet.

Article 5.

Tout pharmacien acceptant le présent règlement et ayant adhéré au tarif annexé, conformément à l'article 6, peut délivrer des médicaments pour le compte du Service de l'assistance médicale gratuite, sur ordonnance des médecins autorisés ou des médecins-accoucheurs et sages-femmes, dans les conditions indiquées au règlement pharmaceutique.

Il n'est fait exception à cette disposition que pour les communes où les médicaments sont fournis aux indigents par les pharmacies dont les bureaux de bienfaisance ont la gestion directe ou par des pharmacies dépendantes d'établissements hospitaliers qui font la distribution des médicaments aux pauvres pour le compte des bureaux de bienfaisance. Cette organisation est maintenue.

TITRE II.

Service pharmaceutique.

Article 6.

La désignation et le tarif des médicaments pouvant être prescrits pour le compte du Service de l'assistance médicale gratuite sont arrêtés par le Préfet, sur la décision du Conseil général.

Le règlement et le tarif en usage, rendus exécutoires en dernier lieu le 21 mars 1896, resteront en vigueur jusqu'à ce qu'il en ait été autrement ordonné.

Article 7.

Les dépenses pharmaceutiques sont mandatées par le Préfet, sur le vu des ordonnances délivrées par les médecins, vérifiées par les Commissions d'assistance communales et certifiées conformes au tarif départemental par les Présidents de ces Commissions.

Toute ordonnance délivrée par un médecin et comportant d'autres médicaments que ceux inscrits au tarif réglementaire devra rester à la charge de celui qui l'a prescrite ou supportée par le bureau de bienfaisance s'il y consent.

Article 8.

En vue d'assurer l'exécution de l'article 7, le médecin recevra de la Préfecture, dès son entrée en fonctions, la copie du règlement et du tarif pharmaceutique adoptés.

Les Bureaux d'assistance et le Préfet veilleront, chacun suivant leurs attributions, à ce que les dépenses pharmaceutiques soient contenues dans des limites normales.

Article 9.

Les appareils orthopédiques et prothétiques usuels, tels que bandages pour hernies, bas élastiques, etc., seront fournis dans les mêmes conditions que les médicaments, aux prix du tarif, mais seulement sur la présentation d'un bon visé par le président du Bureau d'assistance ou son délégué.

Pour les appareils exceptionnels, le Bureau d'assistance sera appelé à se prononcer tant sur l'utilité que sur le prix.

TITRE III.

Assistance hospitalière.

Article 10.

Lorsqu'un malade ne peut être soigné à domicile et doit être placé dans un établissement hospitalier, son admission dans l'infirmerie ou l'hôpital qui desservent la commune, doit être autorisée du moment où il justifie :

1° Qu'il est inscrit sur la liste d'assistance ou qu'il a été l'objet d'une décision d'admission d'urgence ; 2° qu'il est atteint d'une maladie reconnue par le médecin de la circonscription comme nécessitant l'hospitalisation.

Le certificat médical devra indiquer la nature de la maladie, faire connaître les raisons pour lesquelles il y a impossibilité de soigner utilement le malade à domicile.

Les communes restent toujours astreintes aux obligations de l'article 1er de la loi du 7 août 1851, en vertu duquel « lorsqu'un individu privé de ressources tombe malade dans » une commune, aucune condition de domicile ne peut être » exigée pour son admission à l'hôpital existant dans la » commune. »

Article 11.

Les malades des communes sont dirigés sur l'hôpital ou l'un des hôpitaux auxquels est rattachée la commune, conformément au tableau ci-après :

TABLEAU DES CIRCONSCRIPTIONS HOSPITALIÈRES

Annexe de l'art. 11 du Règlement.

COMMUNES	HOPITAUX DE RATTACHEMENT (1)	
	INFIRMERIE	GRAND HÔPITAL
Avesnes. Bas-Lieu. Beugnies. Dompierre. Dourlers. Felleries. Flaumont-Waudrechies. Floursies. Ramousies. St-Aubin. St-Hilaire. Sémeries. Semousies. Taisnières-en-Thiérache. Avesnelles. Beaurepaire. Boulogne. Cartignies. Etrœungt. Floyon. Grand-Fayt. Haut-Lieu. Larouillies. Marbaix. Petit-Fayt. Sains. Aulnoye.		**Avesnes.**

(1) Chaque commune est rattachée à un hôpital suffisamment outillé pour soigner toutes les affections, mais la plupart des communes sont en outre rattachées plus directement à un petit hôpital voisin qui prend le nom d'infirmerie.

COMMUNES	HOPITAUX DE RATTACHEMENT	
	INFIRMERIE	GRAND HÔPITAL
Aymeries.		**Avesnes** (*suite*).
Bachant.		
Berlaimont.		
Boussières.		
Écuélin.		
Hargnies.		
Leval.		
Monceau-Saint-Waast.		
Noyelles.		
Pont-sur-Sambre.		
Saint-Remy Chaussée.		
Sassegnies.		
Vieux-Mesnil.		
Anor.		
Baives.		
Eppe-Sauvage.		
Féron.		
Fourmies.	Fourmies.	
Glageon.		
Moustiers.		
Ohain.		
Rainsart.		
Trélon.		
Wallers-Trélon.		
Wignehies.		
Willies.		
Beaudignies.		**Le Quesnoy.** *Les communes ci-contre des cantons du Quesnoy et de Landrecies sont rattachées à l'hôpital principal du Quesnoy.*
Englefontaine.		
Ghissignies.		
Hecq.		
Jolimetz.		
Locquignol.		
Louvignies-Quesnoy.		
Neuville.		

COMMUNES	HOPITAUX DE RATTACHEMENT	
	INFIRMERIE	GRAND HÔPITAL
Poix-du-Nord.		**Le Quesnoy** (*Suite*).
Potelle.		
Le Quesnoy.		
Raucourt.		
Ruesnes.		
Salesches.		
Vendegies-au-Bois.		
Bry.		
Eth.		
Frasnoy.		
Gommegnies.		
Jenlain.		
Maresches.		
Orsinval.		
Preux-au-Sart.		
Sepmeries.		
Villereau.		
Villers-Pol.		
Wargnies-le-Grand.		
Wargnies-le-Petit.		
Bousies.		
Croix.		
Favril.		
Fontaine-au-Bois.		
Forest.		
Landrecies.		
Maroilles.		
Preux-au-Bois.		
Prisches.		
Robersart.		
Assevent.		**MAUBEUGE.** *Les communes ci-contre des cantons de Maubeuge, Bavai et Solre-le-Château sont rattachées à l'hôpital principal de Maubeuge.*
Beaufort.		
Bersillies.		
Bettignies.		

COMMUNES	HOPITAUX DE RATTACHEMENT	
	INFIRMERIE	GRAND HÔPITAL
Boussois.		**Maubeuge** (*suite*).
Cerfontaine.		
Colleret.		
Damousies.		
Eclaibes.		
Elesmes.		
Ferrière-la-Grande.		
Ferrière-la-Petite.		
Gognies-Chaussée.		
Hautmont.		
Jeumont.		
Limont-Fontaine.		
Louvroil.		
Mairieux.		
Marpent.		
Maubeuge.		
Obrechies.		
Quiévelon.		
Recquignies.		
Rousies.		
St-Remy-Mal-Bâti.		
Vieux-Reng.		
Villers-sire-Nicole.		
Wattignies.		
Amfroipret.		
Audignies.		
Bavai.		
Bellignies.		
Bermeries.		
Bettrechies.		
Feignies.		
La Flamengrie.		
Gussignies.		
Hon-Hergies.		
Houdain.		

COMMUNES	HOPITAUX DE RATTACHEMENT	
	INFIRMERIE	GRAND HÔPITAL
Longueville (La).		**Maubeuge** (*suite*).
Louvignies-Bavai.		
Mecquignies.		
Neuf-Mesnil.		
Obies.		
St-Waast.		
Taisnières-sur-Hon.		
Aibes.		
Beaurieux.		
Bérelles.		
Bousignies.		
Choisies.		
Clairfayt.		
Cousolre.		
Dimechaux.		
Dimont.		
Eccles.		
Hestrud.		
Lez-Fontaines.		
Liessies.		
Sars-Poteries.		
Solre-le-Château.		
Solrinnes.		
Awoingt.		**Cambrai.** *Les communes ci-contre des cantons de Cambrai, Marcoing, Le Cateau et Solesmes sont rattachées à l'hôpital principal de Cambrai.*
Cagnoncles.		
Cambrai.		
Cauroir.		
Escaudœuvres.		
Estrun.		
Eswars.		
Forenville.		
Iwuy.		
Naves.		
Niergnies.		

COMMUNES	HOPITAUX DE RATTACHEMENT	
	INFIRMERIE	GRAND HÔPITAL
Ramillies.		**Cambrai** *(suite)*
Thun-Lévêque.		
Thun-St-Martin.		
Abancourt.		
Aubencheul-au-Bac.		
Bantigny.		
Blécourt.		
Cuvillers.		
Fontaine-Notre-Dame.		
Fressies.		
Haynecourt.		
Hem-Lenglet.		
Morenchies.		
Neuville-St-Rémy.		
Paillencourt.		
Proville.		
Raillencourt.		
Sailly.		
Sancourt.		
Tilloy.		
Anneux.		
Banteux.		
Bantouzelle.		
Boursies.		
Cantaing.		
Crèvecœur.		
Doignies.		
Flesquières.		
Gonnelieu.		
Gouzeaucourt.		
Honnecourt.		
Lesdain.		
Marcoing.		
Masnières.		
Mœuvres.		

COMMUNES	HOPITAUX DE RATTACHEMENT	
	INFIRMERIE	GRAND HÔPITAL
Noyelles-sur-Escaut. Ribécourt. Rumilly. Villers-Guislain. Villers-Plouich.		**Cambrai** (*suite*)
Basuel. Beaumont. Le Câteau. Câtillon. Groise (La). Honnechy. Inchy. Maurois. Mazinghien. Montay. Neuville. Ors. Pommereuil. Reumont. St-Benin. St-Souplet. Troisvilles.	Le Cateau.	
Beaurain. Bermerain. Briastre. Capelle. Escarmain. Haussy. Montrécourt. Romeries. St-Martin. St-Python. St-Waast. Saulzoir.	Solesmes.	

COMMUNES	HOPITAUX DE RATTACHEMENT — INFIRMERIE	HOPITAUX DE RATTACHEMENT — GRAND HÔPITAL
Solesmes.		**Cambrai** (*suite*).
Sommaing.		
Vendegies-sur-Écaillon.	Solesmes.	
Vertain.		
Viesly.		
Avesnes-les-Aubert.		
Beauvois.		
Béthencourt.		
Bévillers.		
Boussières.		
Carnières.		
Catteniéres		
Estourmel		
Fontaine-au-Pire.		
Quiévy.		
Rieux.		
St-Aubert.		
St-Hilaire.		
Seranvillers.		
Villers-en-Cauchies.		
Wambaix.	Caudry.	
Audencourt.		
Bertry.		
Busigny.		
Caudry.		
Caullery.		
Clary.		
Dehéries.		
Élincourt.		
Esnes.		
Haucourt.		
Ligny.		
Malincourt.		
Maretz.		
Montigny.		
Selvigny.		

COMMUNES	HOPITAUX DE RATTACHEMENT	
	INFIRMERIE	GRAND HÔPITAL
Villers-Outréau. Walincourt.	Caudry.	**Cambrai** (*suite*).
Arleux. Aubigny-au-Bac. Brunémont. Bugnicourt. Cantin. Erchin. Estrées. Féchain. Fressain. Gœulzin. Hamel. Lécluse. Marcq. Monchecourt. Villers-au-Tertre. Anhiers. Douai. Flines-les-Raches. Lallaing. Sin-le-Noble. Waziers. Auby. Courchelettes. Cuincy. Esquerchin. Flers. Lambres. Lauwin-Planque. Raches. Raimbeaucourt. Roost-Warendin. Aniche.		**Douai.** *Les communes ci-contre des cantons d'Arleux, Douai-Nord, Douai-Ouest, Douai-Sud et Marchiennes sont rattachées à l'hôpital principal de Douai.*

COMMUNES	HOPITAUX DE RATTACHEMENT — INFIRMERIE	HOPITAUX DE RATTACHEMENT — GRAND HÔPITAL
Auberchicourt.		**Douai** (*suite*).
Dechy.		
Ecaillon.		
Férin.		
Guesnain.		
Lewarde.		
Loffre.		
Masny.		
Montigny.		
Roucourt.		
Bouvignies.		
Bruille-les-Marchiennes.		
Erre.		
Fenain.		
Hornaing.		
Marchiennes-Ville.		
Marchiennes-Campagne.		
Pecquencourt.		
Rieulay.		
Somain.		
Tilloy.		
Villers-Campeau.		
Vred.		
Wandignies-Hamage.		
Warlaing.		
Aix.		**Orchies.**
Auchy.		*Lee communes ci-contre du canton d'Orchies sont rattachées à l'hôpital principal de cette ville.*
Beuvry.		
Coutiches.		
Faumont.		
Landas.		
Nomain.		
Orchies.		
Saméon.		

COMMUNES	HOPITAUX DE RATTACHEMENT — INFIRMERIE	HOPITAUX DE RATTACHEMENT — GRAND HÔPITAL
Bray-Dunes.	Bray-Dunes.	**Dunkerque.** *Les communes ci-contre des cantons de Dunkerque, Gravelines, Hondschoote et Bourbourg sont ratachées à l'hôpital principal de Dunkerque.*
Coudekerque.		
Coudekerque-Branche.		
Dunkerque.		
Leffrinckoucke.		
Malo-les-Bains.		
Rosendaël.		
Teteghem.		
Uxem.		
Zuydcoote.		
Cappelle.		
Fort-Mardyck.		
Grande-Synthe.		
Mardyck.		
Petite-Synthe.		
St-Pol-sur-Mer.		SANATORIUM. *Cet établissement spécial est affecté au traitement marin des enfants rachitiques ou scrofuleux en vertu de la décision du Conseil général en date du 26 août 1897 et de la circulaire préfectorale du 8 février 1898.*
Craywick.		
Grand-Fort-Philippe.		
Gravelines.	Gravelines	
Loon-Plage.		
St-Georges.		
Bambecque.		
Ghyvelde.		
Hondschoote.		
Killem.		
Moëres (Les).	Hondschoote.	
Oost-Cappel.		
Rexpoëde.		
Warhem.		
Bourbourg-Ville.		
Bourbourg-Campagne.		
Brouckerque.	Bourbourg.	
Cappelle-Brouck.		
Drincham.		

COMMUNES	HOPITAUX DE RATTACHEMENT	
	INFIRMERIE	GRAND HÔPITAL
Holque. Looberghe. Millam. St-Momelin St-Pierre-Brouck. Spicker. Watten. Wulverdinghe.	Bourbourg.	**Dunkerque** *(suite)*
Esquelbecq. Armbouts-Cappel.	Esquelbecq.	
Bergues. Bierne. Bissezeele. Crochte. Eringhem. Hoymille. Pitgam. Quaëdypre. Socx. Steene. West-Cappel. Wylder. Bollezeele. Broxeele. Herzeele. Lederzeele. Ledringhem. Merckeghem. Volckerinckhove. Wormhoudt. Zeggers-Cappel.		**Bergues**. *Les communes ci-contre des cantons de Bergues et de Wormhout sont rattachées à l'hôpital principal de Bergues*

COMMUNES	HOPITAUX DE RATTACHEMENT	
	INFIRMERIE	GRAND HÔPITAL
Boeschèpe. Eecke. Godewaersvelde. Houtkerque. Oudezeele. St-Sylvestre-Cappel. Steenvoorde. Terdeghem. Winnezeele.	Steenvoorde	**Hazebrouck** *Les communes ci-contre, des cantons de Steenvoorde, Cassel, Hazebrouck et Merville sont rattachées à l'hôpital principal d'Hazebrouck*
Arnêke. Bavinchove. Buysscheure. Cassel. Hardifort. Noordpeene. Ochtezeele. Oxelaere. Rubrouck. Ste-Marie-Cappel. Wemaers-Cappel. Zermezeele. Zuytpeene.	Cassel	
Blaringhem. Caestre. Ebblinghem. Hazebrouck. Hondeghem. Lynde. Renescure. Sercus. Staple. Wallon-Cappel. Boëseghem. Borre.	Hazebrouck	

COMMUNES	HOPITAUX DE RATTACHEMENT	
	INFIRMERIE	GRAND HÔPITAL
Morbecque.	Hazebrouck.	**Hazebrouck** *(suite)*
Pradelles.		
Steenbecque.		
Strazeele		
Thiennes.		
Estaires.	Estaires.	
Gorgue (La).	Gorgue (La).	
Haverskerque.	Merville.	
Merville.		
Neuf-Berquin.		
Méteren.	Méteren.	**Bailleul** *Les communes ci-contre des cantons de Bailleul sont rattachées à l'hôpital principal de cette ville.*
Steenwerck.	Steenwerck.	
Vieux-Berquin	Vieux-Berquin.	
Bailleul	Bailleul.	
Nieppe.		
St-Jans-Cappel.		
Berthen.		
Flètre.		
Merris.		
Lille.	Lille.	**Lille** *Les communes ci-contre des cantons de Lille, La Bassée, Haubourdin, Quesnoy-sur-Deûle et Cysoing sont rattachées à l'hôpital principal de Lille.*
Hellemmes-Lille.		
La Madeleine.		
Mons-en-Barœul.		
Lambersart.		
Marquette.		
St-André.		
Wambrechies.		
Faches-Thumesnil.		
Lezennes.		
Ronchin.		
Sainghin-en-Mélantois.		

COMMUNES	HOPITAUX DE RATTACHEMENT	
	INFIRMERIE	GRAND HÔPITAL
Lomme.	Lomme.	**Lille** (*suite*)
Loos.	Loos.	
Beaucamps. Emmerin. Englos Ennetières-en-Weppes. Erquinghem-le-Sec. Escobecques. Hallennes-les-Haubourdin Haubourdin. Ligny. Maisnil (Le). Radinghem. Santes. Sequedin. Wavrin.	Haubourdin.	
Herlies.	Herlies.	
Aubers. Bassée (La). Fournes. Fromelles. Hantay. Illies. Marquillies. Sainghin-en-Weppes. Salomé. Wicres.	La Bassée.	
Deûlémont. Warneton-Sud. Warneton-Bas. Wervicq-Sud. Comines.	Comines.	

COMMUNES	HOPITAUX DE RATTACHEMENT	
	INFIRMERIE	GRAND HÔPITAL
Quesnoy-sur-Deûle. Lompret. Verlinghem. Pérenchies.	Quesnoy-sur-Deûle.	**Lille** (*suite*).
Bachy. Bourghelles. Bouvines. Camphin-en-Pévèle. Cobrieux. Cysoing. Wannehain.	Cysoing.	
Cappelle. Genech. Louvil. Mouchin. Péronne. Templeuve.	Templeuve.	
Erquinghem-Lys. Houplines. La Chapelle-d'Armenres. Armentières. Bois-Grenier. Capinghem. Frelinghien. Prémesques.	Erquinghem-Lys. Houplines. La Chapelle d'Armre.	**Armentières.** *Les communes ci-contre du canton d'Armentières sont rattachées à l'hôpital principal de cette ville.*
Allennes-les-Marais. Annœullin. Bauvin. Camphin-en-Carembault. Carnin. Chemy. Gondecourt. Herrin.		**Seclin.** *Les communes ci-contre des cantons de Seclin et Pont-à-Marcq sont rattachées à l'hôpital principal de Seclin.*

COMMUNES	HOPITAUX DE RATTACHEMENT	
	INFIRMERIE	GRAND HÔPITAL
Houplin.		**Seclin** *(suite)*.
Lesquin.		
Noyelles-les-Seclin.		
Provin.		
Seclin.		
Templemars.		
Vendeville.		
Wattignies.		
Attiches.		
Avelin.		
Bersée.		
Ennevelin.		
Fretin.		
Mérignies.		
Moncheaux.		
Mons-en-Pévèle.		
Neuville (La).		
Ostricourt.		
Phalempin.		
Pont-à-Marcq.		
Thumeries.		
Tourmignies.		
Wahagnies.		
Croix.	Croix.	**Roubaix**.
Wattrelos.	Wattrelos.	*Les communes ci-contre des cantons de Roubaix et de Lannoy sont rattachées à l'hôpital principal de Roubaix.*
Wasquehal.		
Roubaix.		
Annappes.	Lannoy.	
Anstaing.		
Ascq.		
Baisieux.		
Chéreng.		
Flers.		
Forest.		

COMMUNES	HOPITAUX DE RATTACHEMENT — INFIRMERIE	HOPITAUX DE RATTACHEMENT — GRAND HÔPITAL
Gruson.		**Roubaix** (*suite*).
Hem.		
Lannoy.		
Leers.		
Lys-lez-Lannoy.	Lannoy.	
Sailly-lez-Lannoy.		
Toufflers.		
Tressin.		
Willems.		
Halluin.	Halluin.	**Tourcoing.**
Bondues.	Bondues.	*Les communes ci-contre des cantons de Tourcoing sont rattachées à l'hôpital principal de cette ville.*
Bousbecques.	Bousbecques.	
Linselles.	Linselles.	
Mouvaux.		
Neuville-en-Ferrain.		
Tourcoing.		
Marcq-en-Barœul.	Marcq-en-Barœul.	
Roncq.	Roncq.	
Bruille-les-St-Amand.		**Valenciennes.**
Château-l'Abbaye.		*Les communes ci-contre des cantons de Valenciennes, Denain, Saint-Amand, Bouchain et Condé sont rattachées à l'hôpital principal de Valenciennes.*
Flines-les-Mortagne.		
Hasnon.		
Mortagne.		
St-Amand.		
Bousignies.	St-Amand.	
Brillon.		
Lecelles.		
Maulde.		
Millonfosse.		
Nivelles.		
Rosult.		
Rumegies.		

COMMUNES	HOPITAUX DE RATTACHEMENT	
	INFIRMERIE	GRAND HÔPITAL
Sars-et-Rosières. Thun-St-Amand	St-Amand.	**Valenciennes** *(suite).*
Avesnes-le-Sec Bouchain. Emerchicourt. Haspres. Hordain. Lieu-St-Amand. Lourches. Marquette. Mastaing. Neuville-sur-Escaut. Noyelles-sur-Selles. Rœulx. Wasnes-au-Bac. Wavrechain-sous-Faulx.	Bouchain.	
Fresnes.	Fresnes.	
Vieux-Condé.	Vieux-Condé.	
Condé. Crespin. Escaupont. Hergnies. Odomez. St-Aybert. Thivencelles. Vicq.	Condé.	
Abscon. Denain. Douchy. Escaudain. Haveluy. Helesmes. Wavrechain-sous-Denain. Curgies.		

COMMUNES	HOPITAUX DE RATTACHEMENT	
	INFIRMERIE	GRAND HÔPITAL
Estreux.		**Valenciennes** *(suite)*
Marly.		
Onmaing.		
Préseau.		
Quarouble.		
Quiévrechain.		
Rombies et Marchipont.		
Saultain.		
Sebourg.		
Valenciennes.		
Anzin.		
Aubry.		
Bellaing.		
Beuvrages.		
Bruay.		
Petite-Forêt.		
St-Saulve.		
Wallers.		
Artres.		
Aulnoy.		
Famars.		
Haulchin.		
Hérin.		
Maing.		
Monchaux.		
Oisy.		
Prouvy.		
Quérenaing.		
Rouvignies.		
La Sentinelle.		
Thiant.		
Trith-St-Léger.		
Verchain-Maugré.		
Raismes.		

Ce tableau sera modifié par le Préfet après décision du Conseil général, au fur et à mesure que les hôpitaux ou infirmeries seront créés dans le département.

Le certificat du médecin mentionne l'hôpital sur lequel le malade doit être dirigé. Dans le cas de rattachement à une infirmerie, si le choix du médecin porte sur le grand hôpital, les motifs en doivent être indiqués sur le certificat.

Avant de donner son visa, le Président du Bureau d'assistance ou son délégué s'assurera qu'il existe un lit vacant à la disposition du service dans l'hôpital sur lequel le malade doit être dirigé.

NOTA : Dans le cas où le malade d'une commune non rattachée à Lille ne pourrait être utilement traité que dans l'un des grands hôpitaux de cette ville, son admission pourra être prononcée après que le Maire de la commune intéressée se sera assuré près de la Commission administrative qu'il existe un lit vacant pour recevoir le malade.

Article 12.

Si une commune ou si plusieurs communes syndiquées, pour parer aux inconvénients qui résulteraient de l'éloignement de l'hôpital auquel elles sont rattachées, ou cherchant dans une institution plus modeste une économie sur le prix de journée réclamé par le grand hôpital, décidaient de construire des infirmeries, la Commission départementale pourrait, sur les fonds dont elle dispose, leur allouer une subvention pour la construction.

TITRE IV.

Comptabilité du Service de l'Assistance.

Recettes.

Article 13.

Toutes les recettes et dépenses du service départemental de l'assistance médicale gratuite sont centralisées au budget départemental et ordonnancées par le Préfet.

Article 14.

Les bureaux d'assistance administrent complètement le service mais doivent adresser au Préfet, dûment vérifiées et arrêtées, toutes les pièces justificatives des dépenses, conformément à l'instruction détaillée insérée à la date du 1er février 1896 au Recueil des Actes administratifs de la Préfecture.

Article 15.

Une subvention départementale sera accordée à toutes les communes qui ne jouissent pas d'une organisation spéciale, et dans les conditions fixées par l'article 28 de la loi du 15 juillet 1893. Cette subvention sera calculée d'après la dépense totale effectuée dans l'année pour l'assistance médicale, déduction faite du concours apporté aux communes par les bureaux de bienfaisance.

Article 16.

Les recettes à provenir du concours des établissements charitables sont fixées chaque année par les bureaux d'assistance. Elles ne peuvent être inférieures aux sommes recueillies à titre de quêtes, produit de bals, spectacles, concessions dans les cimetières et additionnées du produit des legs et fondations faits spécialement en vue de ce service.

Dans le cas où les revenus de l'établissement charitable le permettraient, les bureaux d'assistance pourront se substituer aux communes pour le paiement total des dépenses.

Dépenses.

A. — *Exécution du service.*

I. — Honoraires des médecins, chirurgiens et sages-femmes.

ARTICLE 17.

Le traitement des médecins, fixé comme il est dit à l'article 2, sera mandaté trimestriellement par le Préfet, et les mandats transmis par ses soins aux intéressés.

Les sages-femmes recevront à l'expiration de chaque trimestre, sur le vu du mémoire certifié par le Maire, Président du bureau d'assistance, (modèle n° 2 joint à la circulaire du 1er février 1896), un mandat égal aux sommes qui leur sont dues d'après le tarif approuvé pour les accouchements.

II. — Tarif des médicaments et appareils.

ARTICLE 18.

Tout pharmacien qui a adhéré au tarif peut délivrer des médicaments pour le compte du service de l'assistance médicale gratuite, sur ordonnances des médecins autorisés ou des médecins-accoucheurs et sages-femmes, dans les conditions indiquées au règlement pharmaceutique.

Il n'est fait exception à cette disposition que pour les communes où les médicaments sont fournis aux indigents par les pharmacies dont les bureaux de bienfaisance ont la gestion directe, ou par des pharmacies dépendantes d'établissements hospitaliers qui font la distribution des médicaments aux pauvres pour le compte du bureau de bienfaisance. (Voir article 5 du règlement). Dans ce cas, les hospices ou bureaux de bienfaisance seront remboursés trimestriellement sur état détaillé des dépenses qu'ils ont réellement effectuées pour le service pharmaceutique d'assistance à domicile des malades.

Article 19.

A l'expiration de chaque trimestre et dans les dix premiers jours qui suivent, les pharmaciens devront adresser aux Maires, Présidents des bureaux d'assistance. l'état général (modèle n° 3), en deux expéditions, des sommes qui leur sont dues.

Ces états, appuyés des ordonnances numérotées des médecins, dressées sur la formule réglementaire, devront être vérifiés par les bureaux d'assistance, qui devront tenir note des dépenses effectuées. MM. les Maires adresseront directement ces pièces justificatives à la Préfecture qui doit mandater les dépenses.

Les pharmaciens et autres spécialistes auront également à fournir, à l'expiration de chacun des trimestres, les mémoires spéciaux, dûment vérifiés et arrêtés par les Maires, des fournitures d'appareils qu'ils auraient pu effectuer dans les conditions indiquées par le règlement et le tarif départemental.

III. — Frais de séjour dans les hôpitaux.

Article 20.

En cas d'accident ou de maladie aiguë, l'assistance médicale des personnes qui n'ont pas le domicile de secours dans la commune où s'est produit l'accident ou la maladie, incombe à la commune, dans les conditions prévues à l'article 21 de la loi du 15 juillet 1893, s'il n'existe pas d'hôpital dans la commune.

L'admission de ces malades est prononcée par le Maire, qui en avise immédiatement le Préfet, et en rend compte, en comité secret, au Conseil municipal dans sa plus prochaine séance.

Le Préfet accuse réception de l'avis et prononce dans les dix jours sur l'admission aux secours de l'assistance.

Article 21.

Les frais avancés par la commune en vertu de l'article 20 de la loi, sauf pour les dix premiers jours de traitement, sont remboursés par le département, d'après un état régulier dressé conformément au tarif fixé par le Conseil général.

Le département qui a fourni l'assistance peut exercer son recours contre qui de droit. Si l'assisté a son domicile de secours dans un autre département, le recours est exercé contre le département, sauf la faculté pour ce dernier d'exercer à son tour son recours contre qui de droit.

Conformément à la délibération du Conseil général en date du 26 août 1897, tout enfant rachitique ou scrofuleux, privé de ressources et dont le mal est curable, a droit à l'assistance créée par la loi du 15 juillet 1893 et peut être envoyé, par les Commissions d'assistance, en traitement au Sanatorium de St-Pol-sur-Mer, aux conditions du tarif de cet établissement. Les communes qui ne sont pas pourvues d'une organisation spéciale contribuent à la dépense dans les conditions du barème A annexé à la loi. Les autres devront la supporter obligatoirement et pour la totalité.

Article 22.

Les frais que le département aura à rembourser aux administrations hospitalières seront réglés, à l'expiration de chaque trimestre, sur la production des états (formule N° 1), en double expédition, fournis par ces administrations, les dits états accompagnés des certificats médicaux contresignés par les Présidents des bureaux d'assistance.

IV. — Transport en vue des hospitalisations.

Article 23.

Les frais de transport des malades, dans les cas exceptionnels où la famille ne pourrait les supporter, constituent un accessoire des dépenses d'hospitalisation. Ils seront compris dans les dépenses afférentes au service de l'assistance et répartis entre les collectivités intéressées conformément aux prescriptions des art. 27, 28 et 29 de la loi et des barèmes A et B y annexés.

Les transports par voies ferrées sont admis au bénéfice du demi-tarif, sur demande de réquisitions adressées par les Maires à l'autorité préfectorale.

Recettes.

A. — *Constatation des droits du département.*

ARTICLE 24.

Le Service de l'assistance médicale gratuite est assuré par le concours des trois collectivités désignées par la loi : commune, département et État.

ARTICLE 25.

Les Bureaux d'assistance et de bienfaisance sont tenus de participer à la dépense dans la limite des ressources indiquées à l'article 16 ci-dessus. Ce contingent devra être versé dans la Caisse municipale, en suite des titres de perception délivrés par le Préfet, d'après les droits constatés.

Contingent des Communes.

ARTICLE 26.

L'ensemble des dépenses annuelles du Service de l'assistance dans chaque commune est d'abord couvert par les ressources spéciales des bureaux de bienfaisance et les revenus ordinaires disponibles de la commune. La différence représente le contingent à couvrir par la commune et le département.

ARTICLE 27.

Le département ne doit, conformément à l'article 28 de la loi, contribuer à la dépense, qu'autant que les communes auront acquitté leur part contributive dans les frais d'assistance, au moyen de ressources provenant de l'impôt ou de taxes d'octroi spécialement affectées au Service de l'assistance et dûment autorisées. Dans ce cas, l'insuffisance des ressources spéciales prévues à l'article qui précède sera couverte par le département dans les conditions du barème A annexé à la loi.

B. — *Recouvrement des Recettes.*

Article 28.

Les communes verseront dans le premier semestre de chaque année, sur titres de perception émis par le Préfet, un contingent égal à la moitié de la dépense présumée de l'exercice.

Avant la clôture de l'exercice, le compte définitif des dépenses faites pour chaque commune sera établi par la Préfecture et un titre complémentaire sera émis pour assurer le recouvrement du contingent de solde qu'elles ont à acquitter.

Ce contingent devra être versé avant la clôture de l'exercice, afin de permettre la liquidation de toutes les dépenses effectuées pendant l'année précédente.

— Adopté par le Conseil général dans sa séance du 20 avril 1898.

TARIF PHARMACEUTIQUE

DE L'ASSISTANCE MÉDICALE GRATUITE

du département du Nord.

RÈGLEMENT

ART. 1er. — *La prescription des spécialités et des eaux minérales est formellement interdite.* (L'eau acidule gazeuse et l'eau alcaline gazeuse du Codex portées au tarif pourront être prescrites et délivrées).

ART. 2. — Il ne peut être délivré à la charge du service de l'Assistance d'autres médicaments que ceux inscrits au tarif réglementaire.

ART. 3. — Les assistés doivent fournir les récipients. Lorsque exceptionnellement, le pharmacien les fournira, il lui sera payé par l'Assistance :

Pots et bouteilles de 5 à 150 gr...... 0 fr. 10.
Au-dessus de 151 gr...... 0 fr. 15.

ART. 4. — Les médicaments seront délivrés au prix du tarif réglementaire ci-joint.

Toute substance médicamenteuse introduite dans une potion, sirop, poudre, pommade, etc., ne sera jamais comptée un prix inférieur à celui de la plus minime quantité de ce corps porté au tarif, quand celui-ci indique le prix pour 1 centigramme, 5 cent., 10 cent. ou 1 gramme. Au delà de ces quantités la valeur sera calculée proportionnellement au prix fixé dans la colonne des 100 grammes.

Toute substance prescrite isolément ne sera jamais comptée moins de dix centimes.

Art. 5. — Les manipulations seront comptées comme suit :

Pour les médicaments magistraux préparés par simple solution ou mélange sans faire usage du mortier, il ne sera accordé aucune indemnité.

Pour les potions, loochs, sirops, gargarismes, collutoires, injections, collyres, infusions, décoctions, macérations, le prix de la manipulation est fixé à 0 fr. 20 lorsqu'il sera fait usage du mortier, du filtre, du feu.

De même pour les pommades et glycérolés, pour les paquets, pour les pilules ou pour les cachets : de 2 à 10, 0 f. 03 ; à partir du onzième 0 fr. 02.

Ex.: pour 8 pilules on comptera 8 × 0.03 = 0.24.

Pour 16 pilules on comptera 10 fois 0.03 et 6 fois 0.02 soit 0.30 plus 0.12, total 0.42 que l'on ajoutera au prix des substances.

Les boîtes seront comptées à 0 fr. 05 centimes.

Pour les suppositoires jusqu'à 5, 0 fr. 20 la pièce, pour ceux au-dessus 0 fr. 15.

Emplâtre sur peau, manipulation 0 fr. 20.

Art. 6. — Les doses maxima à délivrer pour les médicaments ci-dessous seront :

Alcool camphré et eau-de-vie camphrée, 250 gr.;

Vins médicinaux et huile de foie de morue, 500 gr.

Art. 7. — Tous les pharmaciens remettront leur facture et y joindront les ordonnances qu'ils auront exécutées.

Chaque ordonnance portera le cachet du pharmacien et un chiffre indiquant, en regard de chacune des substances prescrites, le montant de chaque taxe. Ces sommes partielles devront être totalisées pour fournir le prix de chaque ordonnance.

Toutefois les ordonnances contenant des substances toxiques resteront entre les mains du pharmacien qui les remplacera par une copie conforme portant la date de la prescription et le cachet de la pharmacie.

Nota. — Les médicaments ne peuvent être délivrés que sur ordonnance des médecins du service et sages-femmes.

En cas d'accouchement ou d'accident, le pharmacien est autorisé à exécuter toute formule signée par un médecin ou une sage-femme ne faisant pas partie du service, mais l'ordonnance devra porter la mention : « Bon pour l'Assistance médicale gratuite. »

Les bandages, injecteurs, pessaires, suspensoirs, bas à varices, ceintures, cuissards, sondes, canules, seringues et tous appareils quelconques ainsi que les gazes, ouates hydrophiles, iodoformées et autres, ne pourront être délivrés que sur un bon spécial visé par le Président du Bureau d'Assistance médicale de la localité ou par son délégué.

Analyses d'urine.

Recherche et dosage, s'il y a lieu, du sucre, de l'albumine par élément		2 fr.	50
Dosage	Urée	2	50
	Acide urique	2	50
	Phosphates	2	50
	Chlorures	2	50
	Acidité totale	2	50

Analyse complète avec examen microscopique, 12 fr.

Le présent tarif ayant été fait exclusivement pour l'Assistance médicale gratuite et dans un but de charité, les Associations de Secours mutuels ne pourront, dans aucun cas, prétendre se faire délivrer leurs médicaments dans les mêmes conditions de prix.

VÉSICATOIRES ET THAPSIAS.

Mesures en centimètres des 2 dimensions longueur et largeur réunies.	6	8	10	12	15	18	22	25	28	30	35	40	45	50
Prix........	0,10	0,15	0,20	0,30	0,40	0,50	0,60	0,75	0,90	1 fr.	1,25	1,50	2 fr.	2,50

DÉNOMINATION.	PRIX POUR 100 gr.	PRIX POUR 1 gr.
Acétanilide (Antifébrine)	»	0 05
Acétate d'ammoniaque liquide	»	0 02
Acétate de plomb cristallisé de 0,10 à 10 gr. (0 fr. 05)	0 50	»
Acide acétique cristallisable	»	0 05
Acide arsénieux pulvérisé	»	0 10
Acide nitrique pur	0 30	»
Acide azotique alcoolisé	»	0 05
Acide benzoïque sublimé	»	0 05
Acide borique cristallisé	0 25	»
id. pulvérisé	0 50	»
Acide chlorhydrique pur	0 25	»
Acide chromique	»	0 15
Acide citrique pulvérisé	0 75	»
Acide phénique	0 50	»
id. du commerce pour désinfection, cinq cents grammes 1 franc	»	»
Acide lactique	»	0 05
Acide picrique, 1 gr. 0 fr. 10, 5 gr. 0 fr. 40	»	0 10
Acide salicylique	»	0 10
Acide sulfurique pur	0 25	»
id. alcoolisé (Eau de Rabel) 5 gr. 0 fr. 10	»	0 05
Acide tannique (Tannin)	»	0 05
Acide tartrique pulvérisé	»	0 05
Aconitine amorphe, le 0gr.01, 0fr.10	»	»
Agaric de chêne (Amadou)	1 50	»
Alcali volatil (Ammoniaque)	0 25	»
Alcool rectifié à 90°, le litre, 3 fr. (1)	0 40	»
Alcool camphré à 90°, le litre, 4 fr	0 60	»
Alcool camphré faible (Eau-de-vie camphrée), le litre 2 fr.	0 30	»
Alcoolat de Fioraventi, 30 gr. 0 fr. 40	1 »	»
Alcoolat de mélisse composé (Eau de mélisse)	»	0 05
Alcoolat vulnéraire	0 90	0 05
Alcoolatures d'aconit, de belladone, de datura et d'autres plantes indigènes	»	0 05

(1) Pour les communes où il n'existe pas d'octroi :
Alcool rectifié à 90°, le litre 2 fr. 25.
Alcool camphré à 90°, le litre 3 fr. 25.
Alcool faible (eau-de-vie camphrée), le litre 1 fr. 60.

DÉNOMINATION.	PRIX POUR 100 gr.	PRIX POUR 1 gr.
Aloès entier ou pulvérisé	1 »	»
Alun pulvérisé	»	0 02
Alun calciné	»	0 03
Amidon pulvérisé	0 15	»
Antipyrine	»	0 20
Anis vert	0 50	»
Anis étoilé (Badiane)	1 50	»
Apiol	»	0 20
Armoise	0 40	»
Arséniate de soude	»	0 50
Assa-fœtida pulvérisée	»	0 10
Axonge lavée, benzoïnée	0 25	»
Azotate d'argent cristallisé ou fondu	»	0 30
Azotate de bismuth (Sous-)	»	0 05
Azotate acide de mercure	»	0 10
Azotate de pilocarpine (variable) 0 gr. 05, 0 fr. 60; 0 gr. 01, 0 fr. 30	»	»
Atropine et ses sels (sulfate, valerianate, etc.) 0 gr. 01, 0 fr. 10; 0 gr. 05, 0 fr. 40	»	»
Baume de Pérou, 1 gr. 0 fr. 15, 10 gr. 1 franc	»	0 15
Baume du Commandeur (Teinture balsamique)	1 20	»
Baume de Copahu	1 20	»
Baume opodeldoch	1 50	»
Baume tranquille	0 60	0 05
Belladone (Feuilles) pulv.	»	0 10
Benzoates d'ammoniaque, de chaux, de soude, de lithine et autres	»	0 10
Benzonaphtol	»	0 10
Beurre de cacao	1 50	»
Boldo (Feuilles)	2 »	»
Borate de soude (Borax) pulv.	0 50	»
Bourgeons de sapin	0 50	»
Bourrache (Feuilles et Fleurs)	0 50	»
Bromoforme	»	0 25

DÉNOMINATION.	PRIX POUR 100 gr.	PRIX POUR 1 gr.
Bromhydrate de quinine (Voir quinine)	»	»
Bromure d'ammonium	»	0 02
Bromure de camphre, 1 gr. 0 fr. 20, 5 gr. 0 fr. 75	»	0 20
Bromure de potassium	»	0 02
Bromure de sodium	»	0 02
Busserole (Uva Ursi)	0 50	»
Bi-chlorure de mercure, 1 gr. 0 fr. 15, 10 gr. 0 fr. 50.	»	0 15
Caféine et ses sels	»	0 20
Calomel (Proto-chlorure de mercure)	»	0 10
Camomille (Fleurs)	0 50	»
Camphre entier et pulvérisé	1 50	»
Canne de Provence (Racines coupées)	0 30	»
Cannelle pulv	»	» 05
Capsules d'Apiol, le cent, 3 fr	»	»
Capsules de copahu, cubèbe et analogues, le cent, 2 fr.	»	»
Capsules d'extr. éthéré de Fougère mâle, la pièce 0 fr. 15	»	»
Capsules de gaïacol les dix 0 fr. 30	»	»
Capsules de goudron, le cent, 0 fr. 50	»	»
Capsules d'essence de térébenthine, le cent, 0 fr. 90	»	»
Capsules créosotées, le cent, 2 fr.	»	»
Capsulines d'Icthyol, la pièce 0 fr. 05	»	»
id. de Santal, la pièce 0 fr. 05	»	»
id. de Terpinol, la pièce 0 fr. 05	»	»
id. d'iodoforme, le cent 3 francs.	»	»
id. d'éther, le cent 1 fr. 50	»	»
id. de goudron, créosote et tolu, le cent 2 fr. 50.	»	»
Carbonate de chaux phosphaté	0 30	»
Carbonate de fer (Sous-)	0 60	»
Carbonate de gaïacol	»	» 40
Carbonate de lithine	»	» 05
Carbonate de magnésie	0 60	»
Carbonate de potasse (Sel de tartre)	0 30	»
Carbonate de soude	0 05	»
Carbonate (Bi-) de soude pulv	0 25	»

DÉNOMINATION.	PRIX POUR 100 gr.	PRIX POUR 1 gr.
Carragahgeen (Fucus crispus)	0 50	»
Centaurée (Petite)	0 60	»
Cérat de Galien	0 50	»
Charbon végétal pulv.	0 60	»
Chiendent coupé	0 20	»
Chloral hydraté (Hydrate de chloral)	»	0 05
Chlorate de potasse	»	0 05
Chlorhydrate d'ammoniaque, 1 gr. 0 fr. 05	1 »	0 05
id. de cocaïne. 0 gr. 10 : 0 fr. 30	»	»
id. de cocaïne. 0 gr. 50 : 1 fr. 20	»	»
id. de cocaïne. 1 gramme 2 francs	»	2 »
Chlorhydro-phosphate de chaux	0 50	»
Chlorydrate de morphine (le décigramme 0 fr. 10)	»	»
Chloroforme anesthésique	4 »	»
Id. ordinaire	»	» 03
Chlorure de chaux (Hypochlorite de chaux)	0 20	»
Chlorure (Per-) de fer	»	0 05
Chlorure de sodium (Sel marin)	0 05	»
Chlorure de soude liquide (Liqueur de Labarraque), le litre, 0 fr. 50	»	»
Chlorure de zinc, 1 gr. 0 fr. 10, 10 gr. 0 fr. 50, 30 gr. 0 fr. 80	»	0 10
Cigarettes de Datura Stramonium, la pièce, 0 fr. 05	»	»
Cire blanche	1 »	»
Citrate de caféine	»	0 15
Citrate de fer ammoniacal	»	0 05
Citrate de magnésie	0 80	»
Coca (Feuilles)	1 »	»
Coaltar saponiné	0 40	»
Codéine, 0 gr. 10 : 0 fr. 30, 0 gr. 50 : 1 fr. 25, 1 gr. 2 francs	»	2 »
Cognac	0 75	0 01
Collodion	2 »	»
Colombo	1 »	»
Colombo pulv.	»	0 05
Colophane pulv.	0 60	»

DÉNOMINATION.	PRIX POUR 100 gr.	PRIX POUR 1 gr.
Compte-gouttes, la pièce 0 fr. 30	»	»
Consoude (Racines)	0 30	»
Copahu	»	0 02
Créosote de hêtre	»	0 05
Cubèbe (Poivre pulv.)	3 »	»
Créoline (Crésyline)	0 50	»
Créosotal, 1 gr. 0 fr. 20, 5 gr. 0 fr. 50	»	0 20
Cynoglosse	»	0 10
Cyanures de fer et de potasse	»	0 01
Datura (feuilles)	0 60	»
Dermatol	»	0 15
Dextrine	0 30	»
Diascordium (Electuaire)	1 50	»
Digitale (Feuilles)	»	0 05
id. pulv.	»	0 10
Digitaline amorphe, le 0 gr. 01, 0 fr. 20	»	»
Douce-amère	0 30	»
Eau acidule gazeuse du Codex, la blle, 0 fr. 20	»	»
Eau alcaline gazeuse, la blle, 0 fr. 20	»	»
Eau blanche du Codex, le litre, 0 fr. 25	»	»
Eau de chaux, 30 gr. 0 fr. 05	0 10	»
Eau de goudron, le litre, 0 fr. 20	»	»
Eau sédative, le litre, 0 fr. 40	»	»
Eau de Sedlitz, la blle, 0 fr. 40	»	»
Eau boriquée, le litre 0 fr. 75	»	»
Eau phéniquée, le litre 0 fr. 50	»	»
Eau de Rabel, 5 gr. 0 fr. 10	»	0 05
Eau-de-vie vieille	0 60	»
Eau-de-vie allemande (Teinture de Jalap compsée)	0 70	»
Eau distillée simple, le litre, 0 fr. 40 (1)	»	»
Eau de fleurs d'oranger	0 30	»
Eau de laurier-cerise	0 30	»
Eau de rose	0 30	»

(1) Toute quantité jusqu'à 100 grammes 0 fr. 10.

DÉNOMINATION.	PRIX POUR 100 gr.	PRIX POUR 1 gr.
Ecorces de racines de grenadier sèches	1 »	»
Elixir parégorique	1 20	»
Emétique (Tartrate d'antimoine pulv.) par grain de 0 gr. 05, 0 fr. 05	»	»
Emplâtre de ciguë	1 »	»
Emplâtre de Vigo	1 30	»
Ergot de seigle pulv.	»	0 15
Ergotine (Ext. d'ergot de seigle)	»	0 20
Espèces pectorales (Fleurs)	0 50	»
Essence d'anis, 0 gr. 50 : 0 fr. 10, 1 gr. : 0 fr. 15	»	0 15
Essence de térébenthine	0 30	0 01
Ether sulfurique (à 65°)	1 50	»
Id. acoolisé	1 50	»
Eucalyptus (feuilles)	0 40	»
Exalgine	»	0 30
Extrait d'aconit, 0 gr. 50 : 0 fr. 15	»	»
Extrait de belladone	»	0 05
Extrait de digitale	»	0 05
Extrait éthéré de fougère mâle	»	0 20
Extrait de gentiane	»	0 05
Extrait de jusquiame	»	0 05
Extrait de muguet	»	0 20
Extrait de noix vomique	»	0 20
Extrait d'opium	»	0 20
Extrait de quinquina gris	»	0 15
Extrait de quinquina jaune	»	0 20
Extrait de ratanhia	»	0 20
Extrait de valériane	»	0 10
Extrait de coca	»	0 20
Extrait de kola	»	0 20
Extrait de saturne	0 30	»
Farine de lin	0 08	»
Id. de moutarde	0 20	»
Id. de riz	0 25	»

DÉNOMINATION.	PRIX POUR 100 gr.	PRIX POUR 1 gr.
Fécule de pomme de terre	0 15	»
Fer dialysé	»	0 02
Fer réduit par l'hydrogène	»	0 05
Follicules de sené	1 »	»
Fraisier (Racines)	0 30	»
Fumeterre	0 30	»
Gaïacol	»	0 20
Genièvre (Baies)	0 10	»
Gentiane (Racines)	0 30	»
Gentiane pulv.	0 60	»
Glycérine à 30°	0 30	»
Gomme adragante	»	0 10
Gomme arabique entière	0 60	»
id. pulv.	1 »	»
Gomme-gutte pulv.	»	0 10
Goudron de Norwège	0 20	»
Gouttes amères de Baumé	»	0 05
Gouttes noires anglaises	»	0 10
Graine de lin	0 10	»
Glycérophosphate de chaux, 1 gr. 0 fr. 20, 10 gr. 1 fr. 50	»	0 20
Glycérophosphate de fer, 1 gr. 0 fr. 40, 10 gr. 3 francs.	»	0 40
id. potasse, 1 gr. 0 fr. 40, 10 gr. 3 francs	»	0 40
Glycérophosphate de soude, 1 gr. 0 fr. 40, 10 gr. 3 fr.	»	0 40
Granules d'acide arsénieux, d'arséniate de soude à 0gr.001, d'atropine et autres, les dix. 0 fr. 50, les 50 1 fr. 75, les 100, 2 fr.	»	»
Gruau	0 15	»
Guimauve (Racines)	0 30	»
Hosties (Pains azymes), la douzaine, 0 fr. 10; les 5, 0 fr. 05	»	»
Houblon	0 50	»
Huile d'amandes douces	0 60	»

DÉNOMINATION.	PRIX POUR 100 gr.	PRIX POUR 1 gr.
Huile de cade	0 60	»
Huile de camomille	0 60	»
id. camphrée	0 60	»
Huile camphrée	0 60	»
Huile de croton	»	0 10
Huile de foie de morue blonde	0 22	»
id. créosotée, le litre 2 fr. 50	»	»
Huile de ricin	0 50	»
Huile de vaseline	1 »	»
Huile d'olive	0 50	»
Huile volatile de menthe anglaise	»	0 15
id. de térébenthine	0 50	»
Hypophosphite de chaux, 1 gr. 0 fr. 10; 5 gr. 0 fr. 40.	»	0 10
id. de soude, 1 gr. 0 fr. 10; 5 gr. 0 fr. 40.	»	0 10
Ichthyol	»	0 15
Iode métallique, 1 gr. 0 fr. 15; 5 gr. 0 fr. 50	»	0 15
Iodoforme cristallisé et porphyrisé	»	0 15
Iodure d'ammonium	»	0 07
Iodure (proto-) de mercure	»	0 10
Iodure (bi-) de mercure	»	0 10
Iodure de plomb	»	0 10
Iodure de potassium	»	0 07
Iodure de sodium	»	0 07
Ipécacuanha pulv.	»	0 15
Jaborandi (Feuilles)	1 »	»
Jalap pulv.	»	0 10
Kermès minéral, les 0 gr. 20, 0 fr. 05	»	»
Kousso (Fleurs pulvérisées)	»	0 10
Lactate de fer	»	0 10
Lactose (Sucre de lait pulv.)	0 60	»
Lacto-phosphate de chaux	4 »	»
Lanoline	1 50	»

DÉNOMINATION.	PRIX POUR 100 gr.	PRIX POUR 1 gr.
Laudanum de Sydenham	»	0 05
Lichen d'Islande	0 30	»
Limonade sulfurique ou chlorhydrique, le litre 0 fr. 75.	»	»
Liniment oléo-calcaire. 100 gr., 0 fr. 50 ; 250 gr., 1 fr. ; 500 gr., 1 fr. 75	0 50	»
Liniment volatil camphré	0 75	»
Liqueur de Fowler	»	0 05
Liqueur de Pearson	»	0 05
Liqueur de goudron concentrée	0 15	»
Liqueur de Van Swiéten, 100 gr., 0 fr. 15 ; 500 gr., 0 fr. 65	0 15	»
Lycopode	1 »	»
Magnésie calcinée	1 »	»
Mauve (Feuilles)	0 30	»
Médecine noire	0 80	»
Manne	1 »	»
Menthol. 5 gr., 0 fr. 75	»	0 20
Miel rosat	0 60	»
Menthe	0 60	»
Miel blanc	0 30	»
Miel brun	0 20	»
Mouches de Milan, la pièce, 0 fr. 20	»	»
Moutarde blanche	0 25	»
Naphtol α ou β	»	0 05
Nitrate de potasse ou sel de nitre	0 30	»
Noix vomique pulv.	»	0 10
Noyer (Feuilles)	0 30	»
Onguent citrin (Pommade citrine)	1 »	»
Onguent mercuriel double	1 25	»
Id. simple	0 40	»
Onguent de la mère	0 60	»
Onguent populeum	0 60	»
Onguent styrax	0 60	»
Onguent mercuriel belladoné, 30 gr., 0 fr. 75	»	»
Opium pulv.	»	0 15

DÉNOMINATION.	PRIX POUR 100 gr.	PRIX POUR 1 gr.
Oranger (Feuilles)	0 60	»
Orge mondé ou perlé	0 15	»
Oxalate de fer, 1 gr. 0 fr. 10, 10 gr. 40	»	0 10
Oxyde de mercure, rouge ou jaune	»	0 05
Oxyde blanc d'antimoine	»	0 10
Oxyde de zinc, 1 gr. 0 fr. 05, 5 gr. 0 fr. 15	»	0 05
Oxymel scillitique	0 60	»
Papier brouillard, les 5 feuilles, 0 fr. 05	»	»
Papier nitré, le décim. carré, 0 fr. 05	»	»
Pastilles de cocaïne	1 »	»
Id. de chlorate de potasse	0 60	»
Id. de kermès et d'ipéca	0 60	»
Id. de santonine, les 3, 0 fr. 05	»	»
Pavots moyens, la pièce, 0 fr. 05	»	»
Pensées sauvages	0 60	»
Pepsine amylacée	»	0 10
Peptone sèche, 30 gr. 2 francs, 100 gr. 5 francs	5 »	»
Permanganate de potasse	2 »	»
Phosphate de chaux monocalcique, 1 gr. 0 fr. 05, 10 gr. 0 fr. 25	»	0 05
Phosphate de chaux précipité	0 80	»
Phosphate de potasse	»	0 05
Phosphate de soude	»	0 05
Phosphure de zinc, 0 gr. 10 : 0 fr. 25, 0 gr. 50 : 0 fr. 50, 1 gr. : 0 fr. 75	»	0 75
Perles d'éther, le cent 1 fr. 50	»	»
Pilules d'iodure de fer, le cent 2 francs	»	»
Pilules (Formule Vallet), le cent, 1 fr. 75	»	»
Podophillin	»	0 15
Pommade camphrée	0 60	»
Id. épispastique jaune, verte et au garou	1 »	»
Pommade soufrée	0 50	»
Potion gommeuse	0 50	»
Potion cordiale	1 »	»
Id. de Rivière, les 2 flacons 1 franc	»	»

DÉNOMINATION.	PRIX POUR 100 gr.	PRIX POUR 1 gr.
Potion de Trodd	1 »	»
Poudre de Dower	»	0 20
Précipité blanc (Proto-chlorure de mercure précipité)	»	0 05
Protective (verte pâle) les 0m50, 3 fr.	»	»
Quassia amara	0 50	»
Id. pulv.	0 70	»
Quassine amorphe	»	1 »
Queues de cerises	0 60	»
Quinine et ses sels, (Bromhydrate, Chlorhydrate, Sulfate, Tannate, Valérianate). 0 gr. 50, 0 fr. 25	»	0 40
Quinquina gris concassé	0 80	»
Id. id. pulvérisé	1 50	»
Id. jaune concassé	1 20	»
Id. id. pulvérisé	2 »	»
Ratanhia (Racines)	1 »	»
Réglisse sèche coupée	0 20	»
Id. pulvérisée	0 75	»
Résine de jalap	»	0 30
Id. de scammonée blanche	»	0 30
Résorcine	»	0 15
Rhubarbe concassée	1 »	»
Id. pulv.	1 50	»
Rhum	0 75	0 01
Riz	0 15	»
Ronces (Feuilles)	0 30	»
Rue pulv.	»	0 05
Sabine pulv	»	0 05
Safran	»	0 30
Id. pulv.	»	0 50
Salicylate de bismuth, 1 gr. 0 fr. 15, 5 gr. 0 fr. 50	»	0 15
Id. de métyle	»	0 05
Id. de lithine	»	0 10
Id. de soude	»	0 05

DÉNOMINATION.	PRIX POUR 100 gr.	PRIX POUR 1 gr.
Salol	»	0 10
Salophène	»	0 50
Salsepareille	0 60	»
Sangsues, la pièce, 0 fr. 20	»	»
Santonine	»	0 25
Saponaire (Feuilles)	0 50	»
Id. (Racines)	0 30	»
Sauge	0 50	»
Savon animal et médicinal	1 »	»
Scille pulv.	»	0 05
Semen-contra	0 50	»
Id. pulv.	0 60	»
Id. sucré ou couvert	0 60	»
Sené (Feuilles)	0 60	»
Silicate de potasse liquide, le litre, 2 fr., le 1/2 litre, 1 fr. 25	»	»
Sinapismes ou Moutarde en feuilles, la feuille, 0 fr. 10	»	»
Sirop antiscorbutique	0 30	»
Sirop de belladone	0 50	»
Sirop de bourgeons de sapin	0 50	»
Id. de capillaire	0 50	»
Id. de chloral du Codex	0 50	»
Id. de chlorhydro-phosphate de chaux	0 40	»
Id. des cinq racines	0 50	»
Id. de codéine	1 »	»
Id. de coings	0 50	»
Id. diacode	0 40	»
Id. de digitale	0 50	»
Id. d'écorces d'orange amère	0 40	»
Id. d'éther	0 50	»
Id. de fleurs d'oranger	0 50	»
Id. de gentiane	0 50	»
Id. de gibert	0 75	»
Id. de gomme	0 50	»
Id. de groseilles	0 30	»
Id. iodo-tannique	0 75	»

4

DÉNOMINATION.	PRIX POUR 100 gr.	PRIX POUR 1 gr.
Sirop d'iodure de fer	0 40	»
Id. d'ipéca	0 80	»
Id. d'ipéca compsé (de Désessartz)	0 60	»
Id. de lacto-phosphate de chaux	0 50	»
Id. de chlorhydro-phosphate de chaux	0 40	»
Id. de menthe	0 50	»
Id. de morphine	0 50	»
Id. de mûres	0 40	»
Id. de nerprun	0 50	»
Id. d'opium	0 50	»
Id. d'orgeat	0 40	»
Id. de pavot blanc	0 50	»
Id. pectoral	0 50	»
Id. de polygala	0 50	»
Id. de quinquina à l'eau	0 50	»
Id. de quinquina au vin	0 60	»
Id. de raifort iodé, 100 gr., 0 fr. 60; 500 gr., 2 fr. 50.	0 60	»
Id. de ratanhia	0 60	»
Id. de rhubarbe (dit de chicorée composé)	0 50	»
Id. de salsepareille	0 50	»
Id. id. composé	0 75	»
Id. de saponaire	0 60	»
Id. simple ou de sucre	0 30	»
Id. de tolu	0 50	»
Id. tartrique	0 50	»
Id. de valériane	0 50	»
Solution de biphosphate de chaux; 500 gr., 1 fr. 40	»	»
id. de chlorhydro-phosph. de chaux, 1 litre, 2 fr. 50		»
Soufre sublimé (Fleur de soufre)	0 20	»
Soufre lavé	0 30	»
Sparadrap de ciguë, les 0m10, 0 fr. 30	»	»
Id. diachylon, les 0 m. 10, 0 fr., 10; le mètre, 0 fr. 60	»	»
Sparadrap de Vigo, les 0m10, 0 fr. 30	»	»
Spartéine et ses sels, 0 gr. 10, 0 fr. 30, 0 gr. 50, 0 fr. 80	»	»
Stigmates de maïs	1 »	»

DÉNOMINATION.	PRIX POUR 100 gr.	PRIX POUR 1 gr.
Sucre candi pulv.	0 50	»
Sulfate de cuivre pulv : pur	0 80	»
Id. de cuivre du commerce	0 08	»
Id. et salicylate d'ésérine, les 0gr.05, 0fr.30	»	»
Id. de fer pur	0 50	»
Id. de fer du commerce	0 03	»
Id. de magnésie	0 20	»
Id. de potasse	0 60	»
Id. de soude	0 20	»
Id. de spartéïne (voir spartéïne)	»	»
Id. de strychnine (le décigramme 0 fr. 10)	»	»
Id. de zinc pur	0 60	»
Sulfonal	»	0 25
Sulfure de potasse sec	0 50	»
Sureau (Fleurs)	0 50	»
Talc de Venise	0 30	»
Tanaisie	0 60	»
Tannin (voir acide tannique)	»	»
Tartrate (Bi-) de potasse (Crème de tartre pulv.)	0 60	»
Tartrates de potasse et de fer	»	0 05
Teinture d'aconit	»	0 01
Id. d'aloès	»	0 01
Id. d'arnica	1 20	»
Id. de badiane (Anis étoilé)	»	0 01
Id. de belladone	»	0 01
Id de benjoin	1 20	»
Id. de cachou	»	0 01
Id. de cannelle	1 20	»
Id. de cantharides	»	0 02
Id. de coca	»	0 02
Id. de colchique (Bulbes)	»	0 01
Id. de colombo	1 50	»
Id. de datura	»	0 01
Id. de digitale	»	0 01
Id. de gayac	»	0 01

DÉNOMINATION.	PRIX POUR 100 gr.	PRIX POUR 1 gr.
Teinture de gentiane	0 80	»
Id. de Gelsenium	»	0 05
Id. de Grindelia	»	0 05
Id. d'Hamamelis	»	0 05
Id. d'iode	2 »	»
Id. de kola	»	0 02
Id. de Lobilie	»	0 05
Id. de musc, la goutte 0 fr. 05	»	»
Id. de noix vomique	»	0 01
Id. d'opium (d'Extrait)	»	0 05
Id. de quinquina gris	1 »	»
Id. id. jaune	1 »	»
Id. de rhubarbe	1 20	»
Id. de scille	»	0 01
Id. de strophantus	»	0 02
Id. de valériane	»	0 01
Terpine	»	0 05
Terpinol, 5 gr. 1 fr.	»	0 25
Thé noir ou vert	1 40	»
Thé purgatif	1 50	»
Théobromine	»	0 75
Thymol bi-iodé (Aristol), 5 gr. 1 fr. 75	»	0 40
Thymol (Acide thymique)	»	0 15
Tilleul	0 50	»
Turbith minéral (Sous-sulfate de mercure)	»	0 10
Uva-Ursi (voir Busserole)	»	»
Valérianate d'ammoniaque crist.	»	0 15
Id. de fer	»	0 40
Id. de zinc	»	0 40
Valériane (Racines)	0 50	»
Valériane pulv.	1 »	»
Vaseline	0 50	»
Vaseline boriquée	0 75	»

DÉNOMINATION.	PRIX POUR 100 gr.	PRIX POUR 1 gr.
Vaseline iodoformée au 1/10	3 »	»
Vératrine, les 0 gr. 05, 0 fr. 25	»	»
Vin aromatique	0 25	»
Vin diurétique de la Charité	0 40	»
Vin de Trousseau	0 50	»
Vin de gentiane, le litre 2 fr	»	»
Vin de quinquina au Bordeaux, le litre, 2 fr	»	»
Vin rouge de Bordeaux ou analogue, le litre, 1 fr	»	»
Vin scillitique du Codex	0 40	»

I. — Objets de pansement.

1° Bandes de calicot, 100 gr., 1 fr.; 250 gr., 2 fr.

2° Catguts non préparés, l'écheveau de 2 m. 50, 0 fr. 50.

Catguts phéniqués ou au sublimé, le fl. de 00 à 6, le flacon de 2 m. 50 : 1 fr. 50 ; de 5 m., 1 fr. 75.

3° Charpie, 100 gr., 0 fr. 75.

Compresses, les 100 gr., 1 fr. 50.

4° Crins de Florence phéniqués, les 5, 0 fr. 50.

id. id. les 25, 1 fr. 25.

5° Drains phéniqués ou sublimés, N°s 1 à 5, le fl. de 1 m., 2 fr.; 6 à 10, le fl. de 1 m., 3 fr. 25.

6° Baudruche gommée, la feuille d'un mètre, 2 fr. 50.

7° Gaze phéniquée, le mètre, 0 fr. 60.

Gaze simple pour pansement, le mètre, 0 fr. 30.

Gaze iodoformée, à 10 %, le m., 1 fr. 25 ; à 30 %, 2 fr. 25 ; à 50 %, 3 fr

Gaze au salol, le mètre, 1 fr.

Gaze boriquée, gaze sublimée, le mètre, 0 fr. 60.

Gaze apprêtée (Tarlatane), 1 m., 0 fr. 40 ; 2 m., 0 fr. 75; 5 m., 1 fr. 75.

Gaze non apprêtée (largeur 0 m. 80) coupée dans une pièce : 1 m. 0 fr. 40; 2 m. 0 fr. 75; 5 m. 1 fr. 75.

8° Gutta-percha laminée, le mètre, 2 fr.

9° Laminaire, N°s 1 à 20, 0 fr. 75 ; N°s 21 à 30, 1 fr. 20.

10° Ouate hydrophile, les 50 gr., 0 fr. 50; les 125 gr., 1 fr.; les 250 gr., 1 fr. 75.

Ouate iodoformée, les 50 gr., 1 fr. 50; les 125 gr., 3 fr. 25.

Ouate phéniquée, sublimée, salicylée, au salol, les 50 gr., 0 fr. 60 ; les 125 gr., 1 fr. 30.

Ouate ordinaire, les 100 gr., 0 fr. 30.

11° Taffetas chiffon, 1 m., 5 fr. ; 0 m. 50, 2 fr. 50.

id. au détail, 1 m., 1 fr.

Taffetas d'Angleterre, la feuille, 0 fr. 20.
id. gommé, les 0 m. 20, 0 fr. 80 ; le mètre, 3 fr. 50.

II. — Accessoires.

1° Bandages herniaires, inguinal droit ou gauche (simples), 3 fr.
id. doubles, 5 fr.
id. id. à grosse pelote, 6 fr.
id. crural simple, 3 fr.
id. id. double, 6 fr.
Bandage ombilical, 3 fr.
2° Bougies Nélaton, 1 fr. 25.
Bougies gomme, noire ou blonde :
id. cylindriques, l'une 0 fr. 80.
id. coniques, l'une 1 fr. 25.
id. olivaires, l'une 1 fr. 25.
3° Canules pour injections en gomme noire, 0 fr. 75.
id. id. en verre ou en cristal, 0 fr. 40.
id pour lavements gomme noire, 0 fr. 50.
4° Injecteur monté à balle caoutchouc ou piston, 2 fr. 50.
5° Douche d'Esmarck émaillée de 2 litres avec monture, 3 fr. 50.
6° Bas élastiques : Chaussette, 5 fr.
id. Bas, 6 fr.
id. id. à genou, 8 fr. 50.
id. id. montant à mi-cuisse, 10 fr.
id. id. avec cuissard, 12 fr.
7° Pessaire, en gomme noire, rond ou ovale, 1 fr.
8° Pinceaux droits ou courbes en blaireau, la pièce, 0 fr. 40.
id. de charpie sur tige, la pièce, 0 fr. 10.
9° Seringues à injections pour homme, la pièce, 0 fr. 15.
id. pour femme, la pièce, 1 fr.
id. pour oreilles ou nez, la pièce, 0 fr. 25.
10° Suspensoirs, la pièce, 1 fr.
11° Biberons sans tube (Parfait nourricier ou des crèches), 1 fr. 25.
Pièces de rechange.

Carafe.................... 0 fr. 50.
Tétine.................... 0 fr. 50.
Soupape.................. 0 fr. 25.

Arrêté par le Conseil départemental d'assistance médicale, dans sa séance du 15 Mars 1899.

Vu et rendu exécutoire
Lille, le 1er Juillet 1899.
Le Préfet du Nord,
Ed. VATIN.

PARTEMENT DU NORD.

ARRONDISSEMENT

Commune de ____________________

ASSISTANCE MÉDICALE GRATUITE.

(Loi du 15 Juillet 1893.)

BULLETIN DE MALADIE.

(Article 4 du règlement départemental.)

n et adresse du secouru : ____________________

d'inscription sur la liste d'assistance.

DATES ES VISITES.	SIGNATURE DU MÉDECIN.	OBSERVATIONS. NOTA. — Le médecin indiquera, autant que possible, le diagnostic de la maladie.

Date de la guérison : ____________________

Date du décès : ____________________

ota. — Quinze jours au plus tard après la dernière visite, le médecin renverra le tin, dûment rempli, et avec ses observations s'il y a lieu, au Président de la Commission istance.

www.ingramcontent.com/pod-product-compliance
Ingram Content Group UK Ltd.
Pitfield, Milton Keynes, MK11 3LW, UK
UKHW020434180726
13839UKWH00003B/1496